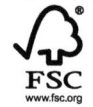

Peter Carl Simons

La maca - La plante médicinale des Incas

Une nouvelle plante contre le cancer, les problèmes de virilité – et d'érection – et la dépression ?

© 2015, Peter Carl Simons

Traduit de l'anglais (américain) par Eric Baron

Edition : BoD - Books on Demand

12/14 rond-point des Champs Elysées

75008 Paris

Imprimé par BoD – Books on Demand, Norderstedt

ISBN : 978-2-3220-4441-2

Dépôt légal : 12/2015

Introduction

En achetant ce livre, vous accepter entièrement cette clause de non-responsabilité.

Aucun conseil

Le livre contient des informations. Les informations ne sont pas des conseils et ne devraient pas être traités comme tels.

Si vous pensez que vous souffrez de n'importe quel problème médicaux vous devriez demander un avis médical. Vous ne devriez jamais tarder à demander un avis médical, ne pas tenir compte d'avis médicaux, ou arrêter un traitement médical à cause des informations de ce livre.

Pas de représentations ou de garanties

Dans la mesure maximale permise par la loi applicable et sous réserve de l'article ci-dessous, nous avons enlevé toutes représentations, entreprises et garanties en relation avec ce livre.

Sans préjudice de la généralité du paragraphe précédent, nous ne nous engageons pas et nous ne garantissons pas :

• Que l'information du livre est correcte, précise, complète ou non-trompeuse ;

• Que l'utilisation des conseils du livre mènera à un résultat quelconque.

Limitations et exclusions de responsabilité

Les limitations et exclusions de responsabilité exposés dans cette section et autre part dans cette clause de non-responsabilité : sont soumis à l'article 6 ci-dessous ; et de gouverner tous les passifs découlant de cette clause ou en relation avec le livre, notamment des responsabilités découlant du contrat, en responsabilités civiles (y compris la négligence) et en cas de violation d'une obligation légale.

Nous ne serons pas responsables envers vous de toute perte découlant d'un événement ou d'événements hors de notre contrôle raisonnable.

Nous ne serons pas responsable envers vous de toutes pertes d'argent, y compris, sans limitation de perte ou de dommages de profits, de revenus, d'utilisation, de production, d'économies prévues, d'affaires, de contrats, d'opportunités commerciales ou de bonne volonté.

Nous ne serons responsables d'aucune perte ou de corruption de données, de base de données ou de logiciel.

Nous ne serons responsables d'aucune perte spéciale, indirecte ou conséquente ou de dommages.

Exceptions

Rien dans cette clause de non-responsabilité doit : limiter ou exclure notre responsabilité pour la mort ou des blessures résultant de la négligence ; limiter ou exclure notre responsabilité pour fraude ou représentations frauduleuses ; limiter l'un de nos passifs d'une façon qui ne soit pas autorisée par la loi applicable ; ou d'exclure l'un de nos passifs, qui ne peuvent être exclus en vertu du droit applicable.

Dissociabilité

Si une section de cette cause de non-responsabilité est déclarée comme étant illégal ou inacceptable par un tribunal ou autre autorité compétente, les autres sections de cette clause demeureront en vigueur.

Si tout contenu illégal et / ou inapplicable serait licite ou exécutoire si une partie d'entre elles seraient supprimées, cette partie sera réputée à être supprimée et le reste de la section restera en vigueur.

- Introduction 9
- L'origine de la racine de maca 11
- Ingrédients et effets de la racine de maca 14
- Comment les effets de la maca ont été découverts 16
- Présentation et ingestion 19
  - La racine de maca rouge 21
  - Racine de maca jaune 21
  - Racine de maca noire 22
- Applications 23
  - Désir/puissance sexuelle 23
  - Fertilité féminine 25
  - Equilibre hormonal en particulier chez la femme 26
  - Hyperplasie bénigne de la prostate 27
  - Douleurs articulaires 28
  - Adaptabilité 28
  - Troubles de l'anxiété 29
  - Dépressions 30
  - Cancer 30
  - Effet anti-vieillissement 31

- Croissance musculaire 31
- Anémie 32
- Fatigue générale 32
- Sous-poids 33

Contre-indications et effets secondaires 34

Où obtenir de la racine de maca 36

Introduction

Chers lecteurs,

Les gens qui utilisent de façon intensive les plantes et les remèdes naturels, tombent souvent sur des plantes et des usages qui ne sont pas ou peu connus dans notre environnement culturel. Il y a un grand potentiel inexploité pour notre système de santé, qui est à peine en train d'être découvert. J'ai fait ma première contribution à ce sujet avec mon ouvrage publié sur le Café Vert.[1]

C'est un projet important à mes yeux, que de vous présenter une autre plante ainsi que ses autres utilisations, qui à ma connaissance n'a encore fait l'objet d'aucun ouvrage publié dans le monde

---

[1] Simons, Peter Carl: Green Coffee - A Weight Loss Guarantee? How You Can Lose Weight Quickly and Easily with Green Coffee. 2015, CreateSpace

germanophone, mais qui est connue par n'importe quel enfant du Pérou, et qui commence à être de plus connue et reconnue dans d'autres pays.

La racine de maca est caractérisée par un très large éventail d'utilisations, allant du traitement des troubles de l'érection jusqu'à la prévention des fausses couches, en passant par l'augmentation de la fertilité féminine, l'accompagnement de traitements du cancer et le traitement de la dépression. Voici quelques-unes des raisons de vous présenter la racine de maca. Il est fort possible que cette plante, consommée comme un aliment ordinaire dans sa région d'origine, apporte une contribution importante à votre santé.

Amicalement

Peter Carl Simons

L'origine de la racine de maca

La racine de maca péruvienne est appréciée dans son pays d'origine car c'est une excellente source de protéines. Il y a quelques dizaines d'années, la plante n'était que peu connue en dehors des Andes. Même dans le reste du Pérou, elle n'était guère connue. Que le reste du monde n'y ait guère prêté attention n'est pas surprenant, car cette plante pousse dans les Andes à une altitude comprise entre 3800 et 4800 mètres.

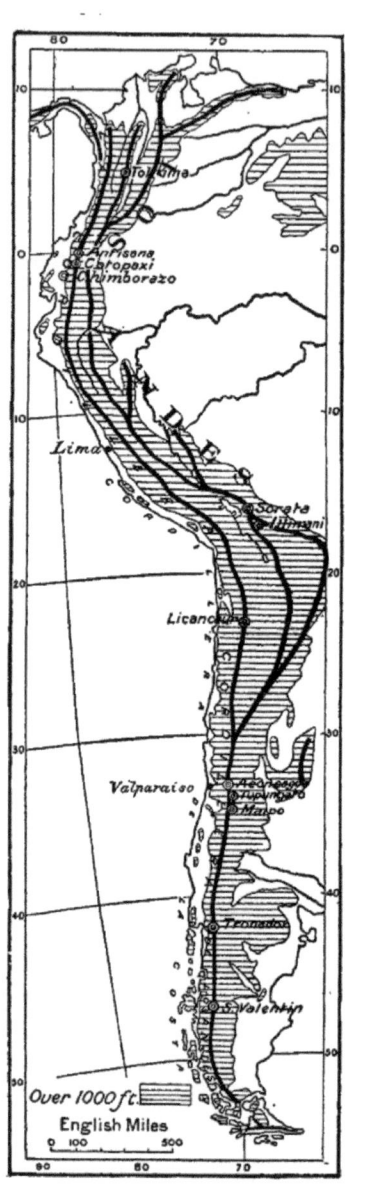

Cette partie du monde est caractérisée par des fluctuations extrêmes de température au cours d'une même journée. A cette altitude, on trouve tous les types de temps : de la chaleur oppressante à midi jusqu'à la glace, aggravée par des vents glaciaux et des tempêtes de neige, le soir. La plante pousse dans une région où l'air est rare, et presque rien ne pousse à cause des sols arides, pauvres en nutriments, sauf quelques pommes de terre sauvages et la maca.

Les plantes dans cette région ne font généralement que quelques centimètres de haut. La force, les nutriments et l'énergie vitale de la plante sont stockés dans la racine.

Les populations indigènes cultivent ces racines et les apprécient surtout comme aliment.

Ingrédients et effets de la racine de maca

La racine de maca contient de nombreux acides aminés, glucides et minéraux comme le calcium, le phosphore, le magnésium, le fer, le zinc ainsi que les vitamines B1, B2, B12, C et E. De plus, elle contient divers glycosides[2].

Généralement, la racine a un effet stimulant et revigorant sur le corps. Elle influe sur l'équilibre hormonal du corps. Cet équilibre hormonal influe sur un grand nombre de processus du corps humain comme la digestion, la fertilité, l'énergie sexuelle, le système nerveux, la vitalité, ainsi que l'incorporation, la conversion et l'utilisation des vitamines, des oligo-éléments et des minéraux.

---

[2] Wikipédia.de:
Les glycosides sont des composés organiques de structure générale R-O-Z, où un alcool (R-OH) est lié à une partie sucre (Z) via liaison dite glycosidique.

La maca peut également être qualifiée d'adaptogène. Cela désigne la capacité du corps à s'adapter aux influences externes comme le stress, les attaques de pathogènes ou les changements de conditions de vie. Dans le cadre de l'anti-vieillissement, elle est particulièrement intéressante car elle prévient et réduit la dégénération mentale et physique. C'est un effet positif des glandes surrénale et pituitaire.

Comment les effets de la maca ont été découverts

L'histoire de la redécouverte des effets de la racine de maca remonte à l'époque des conquistadors espagnols. Peu après avoir traversé les Andes, et leur installation dans la région, les colons ont découvert que leur fertilité diminuait, et que beaucoup d'entre eux étaient dans l'incapacité d'avoir des enfants. Les quelques enfants qui naissaient étaient prématurés ou souffraient de déformations dégénératives. Beaucoup d'animaux qui avaient été apportés par les Espagnols connaissaient le même sort.

La seule exception était le lama. Leur fertilité, et la santé de leur descendance restaient inchangées.

Les Espagnols ont commencé à se demander pourquoi les lamas n'avaient pas de problème de fertilité. Ils ont alors découvert que les lamas se nourrissaient de racines de maca. Ils ont donc commencé à nourrir les autres animaux avec la racine. Enfin, ils ont commencé à la consommer eux-mêmes, comme les Péruviens avaient fait pendant des millénaires.

Par conséquent, la fertilité et la santé des descendants des immigrants sont revenues à leur niveau normal.

Personne ne peut affirmer avec certitude si l'histoire est vraie. Mais des histoires similaires peuvent être trouvées dans des sources différentes.

Une autre partie de l'histoire de la racine de maca remonte à bien plus longtemps. On raconte qu'à l'époque des Incas, la consommation de maca était limitée au foyer. D'autres sources relatent qu'elle était consommée par les guerriers incas avant de partir en guerre, afin d'augmenter leur force et leur endurance. Cette plante a été rapportée en Espagne par les conquistadors sur le retour (c'est là que cette source-ci trouve un lien avec la première source), où elle a été consommée au sein du foyer, avant de se propager aux milieux aristocratiques européens. Avec le temps, elle a été oubliée. La plante a été redécouverte par des chercheurs européens et américains qui ont étudié les plantes médicinales du Pérou dans les années 1960 et 1980.

Présentation et ingestion

On prête à la racine de maca de nombreux effets positifs sur la santé de l'homme. Parmi les effets établis, des effets positifs sur la sexualité, la force et l'endurance, la performance mentale ainsi que l'équilibre hormonal, la fertilité, l'adaptabilité et la résistance aux troubles physiques et mentaux. De plus, la maca fait actuellement l'objet de plusieurs recherches visant à l'utiliser dans le traitement du cancer.

Voici les trois types de racines de maca (et leurs produits) qui sont proposés:

- La racine de maca rouge
- La racine de maca jaune
- La racine de maca noire

Ces trois formes ont, à quelques variations près, le même effet.

La racine de maca est proposée dans nos régions sous la forme de poudre, de pilule, de gélule ou de solution liquide. Elle est généralement considérée comme un complément alimentaire, surtout parce qu'il s'agit d'un aliment « normal » dans son pays d'origine.

Il est raisonnable de commencer par une faible dose, et d'augmenter la dose ingérée de façon progressive. La plupart des experts conseillent de commencer par une quantité de 500-1000mg et d'augmenter progressivement le dosage jusqu'à 3000-5000mg par jour. Cela représente l'équivalent d'environ 1-2 cuillères à café de poudre de maca (cela dépend de la concentration). Il est conseillé de répartir l'ingestion tout au long de la journée, car le corps ne peut en absorber qu'une partie à la fois.

Etant donné que la maca est vue comme un aliment dans sa région d'origine, il ne faut guère craindre une overdose. Ceux qui suivent un traitement ou qui sont en mauvaise santé devraient, comme pour toute substance médicinale, consulter un expert de leur choix avant d'ingérer de la maca.

La racine de maca rouge

L'espèce la plus rare est la maca rouge. Elle contient une concentration particulièrement forte d'antioxydants. Contrairement à la maca noire, la rouge n'a pas d'effet positif sur la production de sperme. Néanmoins, elle est populaire car des trois espèces, elle est la meilleure au goût.

Racine de maca jaune

La maca jaune (parfois proposée sous le nom de maca marron) tire sa force particulière de ce qu'elle augmente la fertilité chez les hommes et les femmes.

Racine de maca noire

La maca rouge est parfois aussi proposée sous le nom de maca violette. Ses avantages sont l'augmentation de la production de sperme (quantité et mobilité du sperme) ainsi que l'amélioration des performances cognitives. Cette espèce montre également des résultats au-dessus de la moyenne pour le traitement de la fatigue.

Applications

La racine de maca est utilisée à diverses fins médicales naturelles. Elle peut être utilisée pour traiter différents symptômes, parmi lesquels :

Désir/puissance sexuelle

La racine de maca a été utilisée pendant des siècles pour augmenter le désir sexuel masculin. Elle a une influence positive sur la libido et augmente la qualité ainsi que la quantité du sperme. De plus, on lui prête un effet positif sur les troubles de l'érection, ce qui lui vaut l'appellation de « viagra naturel ».

Diverses études ont été menées pour valider les effets attribués traditionnellement à la maca. Dans l'une de ces études, des rats mâles ont été nourris à l'extrait de maca deux fois par jour pendant deux semaines. Une augmentation de la production de sperme a été observée.

Une autre étude a été menée auprès de deux groupes d'hommes. L'un a reçu l'extrait d'une plante maca, les autres un placebo. L'étude a duré trois mois, et on a découvert que les participants du groupe qui avait reçu la plante ressentaient un désir sexuel (libido) accru.

Dieter Mann cite ainsi une source dans son livre « Natürliche Potenz - Was tun, wenn das « Beste Stück » streikt?[3] » :

> Des scientifiques chinois ont publié une étude au sein de laquelle des souris ont reçu de l'extrait de maca. Les souris de ce groupe ont été capables d'avoir 47-67 orgasmes en 3 heures. Les souris du groupe

---

[3] Mann, Dieter: « Natürliche Potenz - was tun, wenn das « Beste Stück » streikt? », 2015, BOD

contrôle n'ont pu avoir que 16 orgasmes sur la même période.

Une autre étude a été menée sur des hommes souffrant de troubles de l'érection légers à graves. Le groupe de 50 participants a été divisé en deux. La première moitié a reçu des placebos pendant longtemps. Simultanément, l'autre groupe a reçu de l'extrait de maca. L'analyse des données a montré que les hommes ayant reçu l'extrait de maca avaient connu une nette amélioration dans leur capacité à avoir une érection.

Fertilité féminine

Lors d'une étude publiée dans une revue australienne, il a été découvert que les femmes péruviennes qui mangeaient de la maca depuis leur enfance étaient bien plus fertiles une fois adultes, que d'autres femmes qui n'avaient jamais mangé de maca.

Lors d'une autre étude, des souris femelles ont été nourries à l'extrait de maca. Il a été observé que les souris donnaient naissance à de plus grosses portées après avoir reçu l'extrait de maca sur une période suivie.

Equilibre hormonal en particulier chez la femme

La maca a un effet particulier sur l'équilibre hormonal chez la femme. C'est pourquoi l'extrait est utilisé pour atténuer la douleur des femmes souffrant du syndrome prémenstruel (SPM) ou de la ménopause. Elle peut également être utilisée pour traiter le manque de lubrification (manque de sécrétion vaginale) ou l'ostéoporose. Ces symptômes et beaucoup d'autres causés par un déséquilibre hormonal forment un domaine d'application important pour l'extrait de maca.

Pour prouver cette affirmation, des rats ont été utilisés. Les rats souffraient d'ostéoporose car leurs ovaires avaient été retirés. Puis on leur a donné de la maca dans une solution alcoolique. Il a été observé que la maca menait à une nette réduction de l'ostéoporose. C'est pourquoi la maca est utilisée par de nombreux américaines comme un équivalent naturel du traitement hormonal substitutif pendant la ménopause.

Hyperplasie bénigne de la prostate

En médecine naturelle, la maca est utilisée pour traiter l'hyperplasie bénigne de la prostate. L'effet positif vient du composant œstrogène de la plante.

Lors d'une étude menée auprès de rats mâles souffrant d'hyperplasie prostatique, il a été observé que leur prostate était nettement plus petite après avoir ingéré de la maca.

Douleurs articulaires

La maca réduit particulièrement bien les douleurs articulaires des femmes ménopausées.

Lors d'une étude, de l'extrait de maca a été ingéré par des femmes, couplé à de la griffe de chat. Les femmes recevaient 1,8g du mélange deux fois par jour pendant deux mois. Le résultat a été une nette réduction des douleurs articulaires.

Adaptabilité

Wikipédia.de:

> Adaptogène est un terme médical alternatif s'appliquant aux préparations végétales et aux médicaments censés aider l'organisme à assimiler des situations stressantes. On leur

prête également un effet positif sur les maladies induites par le stress.

La racine de maca est considérée comme un fort adaptogène, qui active le système immunitaire du corps et le protège des maladies. Elle fait augmenter la production de cortisol, important pour gérer le stress.

Troubles de l'anxiété

La maca a un effet euphorisant, et un effet positif sur les troubles de l'anxiété. Diverses études ont prouvé cet effet positif, en particulier sur les femmes manifestant pendant la ménopause les symptômes classiques d'un trouble de l'anxiété.

En 2009, le Dr. Tori Hudson a publié un article sur l'examen d'une femme de 28 ans, dans la revue « Integrative Medicine ». Après avoir pris de la maca pendant 6 semaines, une réduction de 50% de son niveau d'anxiété a pu être observée.

Dépressions

La maca augmente les capacités cognitives du cerveau, et peut être utilisée en complément d'un traitement conventionnel de la dépression. Des expériences particulièrement positives ont été menées sur la détresse psychologique causée par la ménopause.

L'augmentation des capacités cognitives et l'effet anti-dépressif ont été prouvés par la recherche scientifique.

Cancer

Actuellement, des recherches sont menées sur le rôle de la maca dans la prévention et le traitement du cancer. Les premiers tests sur les cancers de l'estomac et du foie ont montré des résultats prometteurs.

Effet anti-vieillissement

Plusieurs études soutiennent que l'un des fonctions de la maca est de ralentir le processus de vieillissement. Cette affirmation repose sur le fait que la plante augmente le taux de stéroïdes. Ce taux baisse constamment à mesure que l'on vieillit, ce qui peut entraîner une dégradation musculaire, une augmentation des cellules graisseuses, et une vivacité d'esprit réduite.

De plus, il existe un autre effet positif, provenant des antioxydants que la maca contient. L'existence de ces antioxydants a été prouvée dans une étude.

Croissance musculaire

La maca a un effet positif sur la prise de masse musculaire. Elle peut donc être considérée comme une solution naturelle alternative aux stéroïdes anabolisants et à leurs effets secondaires.

Dans le cadre du body building, c'est devenu un produit populaire, acheté de plus en plus facilement en Europe.

Anémie

Grâce à sa forte concentration en fer, la racine de maca est utilisée comme un remède naturel important pour guérir l'anémie dans les régions où elle pousse.

Fatigue générale

La maca a un effet stimulant. La racine de maca noire, en particulier, et son extrait, sont donc utilisés pour leur apport énergétique naturel.

Une bonne application potentielle serait de commencer la journée avec de l'extrait de racine de maca, au lieu du « café matinal ». Ce rituel augmente significativement les niveaux d'énergie du consommateur. De plus, les niveaux d'énergie se maintiendront au sommet plus longtemps qu'avec du café ou du thé.

Sous-poids

La maca est une plante qui stocke un mélange de plusieurs nutriments et de substances vitales au sein de sa racine. Ce mélange a donc une forte valeur nutritionnelle. La plante peut également servir à stimuler l'appétit. Par conséquent, on peut voir la maca comme le complément alimentaire idéal pour les gens qui sont en sous-poids.

Contre-indications et effets secondaires

Puisque la maca est consommée comme un simple aliment dans sa région d'origine, le risque d'overdose est hautement improbable. Néanmoins, dans le cas de certaines maladies préexistantes, il est conseillé d'éviter la consommation de maca. Si vous appartenez potentiellement à l'un des groupes mentionnés ci-dessous, il est conseillé de ne consommer de l'extrait de racine de maca qu'après avoir demandé l'avis d'un médecin. Il est généralement recommandé de consulter un expert avant d'ingérer de la maca, ou tout autre agent actif.

- La thyroïdite de Hashimoto
- Le goitre
- Les allergies
- Les troubles du sommeil et l'indigestion

Les femmes péruviennes ont consommé de la maca pendant leur grossesse pendant des siècles. Cependant, il est raisonnable de rester prudent dans cette situation précise. Il est conseillé de ne pas commencer à consommer de la maca pendant la grossesse, en particulier lorsque la personne n'y est pas habituée, et dans tous les cas, de consulter son médecin traitant auparavant.

Où obtenir de la racine de maca

Aujourd'hui, il existe différents fournisseurs qui emballent et vendent de l'extrait de racine de maca. Beaucoup de fournisseurs ont de l'expérience en body-building, car la maca est essentiellement utilisée pour favoriser la croissance musculaire.

En ce qui concerne le choix des produits, il est important de s'assurer que l'extrait provient d'un distributeur européen (qui est soumis aux lois sur la qualité des produits et sur les compléments alimentaires). Il est plus sûr d'éviter les produits sans étiquette, car le risque qu'ils soient de mauvaise qualité est plus élevé.

De plus, la quantité d'agent actif est décisive.